Jules Rochard

Les Hôpitaux marins

Techniques

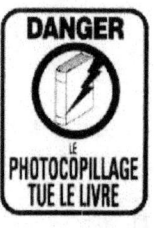
ISBN : 978-1721607228

10 9 8 7 6 5 4 3 2 1

Jules Rochard

Les Hôpitaux marins

Techniques

Table de Matières

Introduction

Jamais on n'a plus fait, en France, pour venir en aide aux classes laborieuses, et jamais la philanthropie ne s'est montrée plus ingénieuse pour les secourir. L'assistance hospitalière est encore la forme sous laquelle la bienfaisance officielle se traduit de la façon la plus efficace, parce que les indigents ont surtout besoin d'être secourus quand ils sont malades, et parce que c'est le moment où l'ouvrier laborieux et honnête ne peut plus se suffire à lui-même.

Un jour viendra, sans doute, où les secours à domicile pourront remplacer le traitement à l'hôpital ; mais nous n'en sommes pas encore là, tant s'en faut. Les lits manquent dans tous les établissements nosocomiaux des grandes villes, et, quelque effort qu'on fasse, on n'arrive pas à pouvoir y admettre tous les malheureux qui ont besoin d'y entrer.

L'Assistance publique, en développant sans cesse son œuvre, comprend de plus en plus la nécessité de la spécialiser, de séparer les différentes catégories de malades et d'éloigner des centres de population ceux qui sont atteints d'affections chroniques. Parmi ces dernières, il en est une, la scrofule, qui guérit admirablement sur le bord de la mer, et pour le traitement de laquelle on élève, depuis quelques années, sur notre littoral, des hôpitaux qui rendent les plus grands services, et sur lesquels il est utile, je crois, d'appeler l'attention.

La scrofule est le fléau des classes déshéritées, moins par les décès qu'elle cause que par les infirmités incurables qu'elle laisse après elle. La plupart des mendiants qui implorent la charité publique, des conscrits que réforment les conseils de révision, sont des victimes de cette maladie. Elle prend les enfants au berceau, et, quand elle ne les tue pas, elle ne les lâche qu'après avoir déformé leurs membres, dévié leur colonne vertébrale et troublé leur vue, après les avoir conduits sur le seuil de la phtisie en leur léguant, pour l'avenir, la perspective de donner le jour à des enfants qui apporteront, en naissant, le germe de la terrible diathèse.

Le nombre des scrofuleux est si grand, que chaque année il s'en présente en moyenne quinze cents à la porte de l'Enfant-Jésus et de Sainte-Eugénie pour y obtenir un lit, ou tout au moins pour y être admis au traitement externe [1]. La maladie est cependant curable, mais à deux conditions : la première, c'est de soustraire le malade au milieu dans lequel il l'a contractée ; la seconde, c'est de le placer dans des conditions hygiéniques qu'on ne trouve complètement réalisées qu'au bord de la mer.

L'influence bienfaisante de l'air marin sur les constitutions débilitées, chétives, sur les jeunes sujets lymphatiques, strumeux, sur les candidats à la scrofule, en un mot, est connue depuis longtemps ; mais ce n'est qu'au siècle dernier qu'elle a passé du domaine de l'empirisme dans celui de la médecine régulière, et l'explication scientifique de son influence salutaire est de date plus récente encore. Elle est contemporaine de notre époque.

L'air marin est le plus salubre qu'on puisse respirer, parce qu'il se renouvelle sans cesse et qu'il se purifie en traversant les immenses solitudes de la mer, avant d'arriver sur nos plages. Celui des hautes montagnes est exempt, comme lui, de toute souillure ; mais il n'a pas la même densité et n'est par conséquent pas aussi vivifiant, parce qu'il ne renferme pas autant d'oxygène sous le même volume. L'atmosphère maritime est de plus riche en ozone et imprégnée de molécules salines. Les expériences de Gilbert d'Hercourt et les recherches de Kirchhoff ont prouvé qu'on trouve des traces de sel marin, dans l'air, à 60 mètres au-dessus du niveau de la mer et à 500 mètres de la côte. Il y est transporté par des particules d'eau de mer finement pulvérisée, qui le déposent en cristaux sur le porte-objet de l'aéroscope. La quantité est proportionnelle à l'agitation de l'eau et à l'intensité de la brise.

Cette atmosphère spéciale est celle qui convient le mieux au traitement des affections qui dérivent de la tuberculose, pour des raisons que j'exposerai plus tard. Sans être un spécifique pour ces maladies, elle contribue puissamment à leur guérison.

Les bains de mer ont également leur efficacité. Ils agissent sur l'économie tout entière par leur action tonique, en tant que bains froids ; mais ils ont une action plus énergique que ceux de rivière, à cause de la densité de l'eau, du mouvement dont elle est agitée et qui produit une sorte de massage sur les parties qui y sont plongées. Les bains à la lame sont, comme on le sait, plus efficaces que ceux qu'on prend dans l'eau tranquille, et, lorsque la natation vient s'y joindre, c'est l'exercice le plus hygiénique auquel on puisse se livrer, parce que les efforts qu'il nécessite ne s'accompagnent d'aucune déperdition de forces.

Toutefois, dans le traitement de la scrofule, la première place revient à l'atmosphère maritime. Elle convient à toutes les constitutions, à toutes les formes de la maladie, tandis que les bains de mer sont souvent contre-indiqués et nécessitent des précautions minutieuses. L'air de la mer peut se respirer en tout temps, et les bains ne sont possibles que pendant une saison de l'année. En revanche, ils ont, sur certaines manifestations locales, une action bienfaisante que l'air marin ne possède pas.

Section I

La constatation expérimentale des faits qui précèdent ne remonte pas à plus d'un siècle. C'est en 1750 que R. Russel, après avoir reconnu l'efficacité du traitement marin dans la scrofule, fit connaître le résultat de ses observations dans un livre qui fit sensation en Angleterre. C'est, on le sait, le pays privilégié des maladies de cette nature. Elles y sont si communes, que le roi Charles II, qui prétendait conserver, comme ses prédécesseurs, tous les privilèges des rois de France, et notamment celui de guérir les écrouelles par l'apposition des mains, eut à toucher sept mille cinq cents scrofuleux pendant l'année de sa restauration. La confiance dans cette prérogative royale commençait à s'affaiblir, lorsque R. Russel fit connaître un moyen de traitement moins merveilleux, mais plus efficace.

Il avait remarqué que les populations du bord de la mer, composées de marins et de pêcheurs, étaient moins ravagées par la scrofule que celles de l'intérieur des terres. Il attribua ce privilège à leur genre de vie, à leur existence passée tout entière sur les plages et à l'influence de l'eau de mer, dans laquelle ils étaient à chaque instant plongés. Il pensa qu'on pouvait guérir ou plutôt prévenir la scrofule chez les enfants prédisposés, en les plaçant dans des conditions analogues. C'est aux enfants qu'il faut s'adresser, disait-il, car il ne s'agit pas de guérir, mais de refaire. Plus hygiéniste que médecin, plus confiant dans le pouvoir prophylactique de l'eau de mer que dans sa vertu curative, il aspirait à créer des générations exemptes de scrofule, plutôt qu'à relever celles qui en étaient entachées.

Le livre du docteur Russel[2] eut, en Angleterre, un succès hors ligne. C'est depuis sa publication que l'aristocratie anglaise a délaissé ses manoirs héréditaires, pour se faire construire des cottages sur le bord de la mer et que l'éducation des enfants a été tournée vers la vie au grand air, les exercices de corps et les voyages. Il y a un siècle que cette révolution s'est opérée dans l'éducation anglaise, et nous commençons à peine à entrer dans la même voie. Il a fallu, pour nous y pousser, toute la puissance de conviction, toute l'ardeur de propagande, que les hygiénistes contemporains ont mises au service de cette grande cause.

Le premier établissement maritime créé en Angleterre, pour le traitement des scrofuleux, fut le *Royal sea bathing infirmary for scrofula*, élevé à Margate en 1791, soixante ans avant qu'il fût question de l'hôpital de Berck et des hospices marins d'Italie. Le cottage primitif a fait place à un grand et bel établissement disposé pour recevoir deux cent cinquante malades.

D'autres hôpitaux semblables se sont construits en Angleterre depuis cette époque. Celui des coxalgiques de Londres possède à Boumemouth-West-Hill-Road une succursale qui reçoit chaque année une cinquantaine d'enfants. Il existe à Seaford (Sussex) un hôpital qui contient soixante-quinze lits et demeure ouvert toute l'année. De 1860 à 1885, cette maison a reçu plus de neuf cents malades. On compte encore des refuges du même genre à Brighton, à Hastings-Tite, et d'autres hôpitaux de Londres ont, comme celui des coxalgiques, des succursales au bord de la mer.

La première nation qui suivit le mouvement suscité par Russe! en Angleterre, fut l'Italie. Elle se mit en marche à l'appel d'un médecin qui joignait, à l'ardeur d'un apôtre, l'éloquence d'un grand orateur. C'est Giuseppe Barellaï qui a entrepris et mené à bien, à travers toutes les grandes villes de l'Italie, cette généreuse croisade qui n'a fini qu'avec sa vie.

Le 12 juin 1853, il porta la question devant la Société de médecine de Florence, et sa communication fut le point de départ d'un débat d'où sortirent les hôpitaux marins de la péninsule. Fort de l'approbation unanime des membres de cette compagnie, il s'adressa à la charité privée, en commençant par les plus grandes familles de Florence, et organisa un comité sur les listes duquel s'inscrivirent bientôt les plus beaux noms de la Toscane. Enfin, il eut la joie de posséder son *ospizio marino*, qu'il vit s'élever sur une plage voisine du petit village de Vareggio. « On connaît, dit Michelet, cette belle route, ce demi-cercle enchanteur que fait la Méditerranée, quand on a dépassé Gênes et la magnifique rade de la Spezzia et qu'on s'enfonce sous les oliviers de la Toscane. A mi-chemin de Livourne, une côte conquise sur la mer offre le petit port solitaire qui consacre désormais cette charmante fondation. »

Ce premier jalon planté sur sa route, Barellaï se remit en campagne, et, pendant trente ans, ce courageux pionnier n'a pas cessé de parcourir l'Italie, multipliant partout les conférences et les entretiens particuliers ; animé, pour son œuvre, de la foi qui soulève les montagnes et voyant surgir derrière lui, comme par enchantement, les établissements dont il recommandait la fondation. Plus heureux que la plupart des hommes de progrès, Barellaï a pu voir avant sa mort son œuvre accomplie [3]. Plus de vingt hôpitaux marins s'élèvent aujourd'hui sur les côtes d'Italie [4]. En vingt-trois ans, cinquante-deux mille enfants y ont été admis, et la plupart d'entre eux y ont trouvé la guérison.

La France a mis plus de temps que l'Italie à entrer dans la voie que l'Angleterre leur avait montrée, et ce n'est pas à l'impulsion scientifique ou médicale qu'elle a obéi. C'est en vain que le docteur Sarraméa, de Bordeaux, avait devancé Barellaï et proposé, en 1850, au gouvernement de fonder, sur les bords du bassin d'Arcachon, une colonie maritime et agricole destinée aux jeunes détenus lymphatiques, scrofuleux ou tuberculeux ; sa généreuse pensée n'avait trouvé aucun appui et s'était éteinte sans retentissement. Il a fallu, pour la réaliser, la charité ingénieuse de quelques femmes de bien et leur initiative persévérante.

La première en date fut une protestante, Coraly Hinsch. En 1832, elle habitait Cette et se consacrait tout entière à ses pauvres coreligionnaires, aux indigents de l'église évangélique qui venaient là prendre des bains de mer. Frappée du nombre considérable de scrofuleux qui se trouvaient parmi eux et des effets inespérés que produisait sur eux le traitement marin, elle entreprit d'en étendre les bienfaits à un plus grand nombre d'enfants et parvint à faire partager son ardeur à son entourage. Il lui fallut quinze ans d'efforts pour se procurer les fonds nécessaires à la fondation d'un petit hôpital de vingt-quatre lits qui fut construit en 1847. Les comités de l'Hérault lui vinrent en aide ; ils continuèrent son œuvre et, de 1847 à 1878, neuf mille personnes des deux sexes furent soignées dans le sanatorium qu'elle avait créé.

Il existe maintenant, à Cette, trois établissements recevant des malades ou des valétudinaires pendant la saison des bains. L'hôpital-hospice de la ville met, pendant la saison, plusieurs salles à la disposition des baigneurs indigènes et étrangers. De juin à septembre, on en reçoit de quatre à cinq cents. Ils sont nourris et logés pour 1 fr. ou 1 fr. 25 par jour. Il en vient d'une dizaine de départements, soit à leurs irais, soit au compte des communes, soit à l'aide de tonds de secours votés par les conseils généraux. La durée du traitement est ordinairement de vingt jours, pendant lesquels on conduit régulièrement les enfants à la grève distante de 800 mètres, sur un char à bancs recouvert d'une tente.

L'hôpital Hinsch s'est transformé. Les bâtiments primitifs ont été remplacés par une habitation plus confortable. On y admet des malades de toute provenance ; mais ce sont les protestants méthodistes qu'on y trouve en plus grand nombre. Enfin l'église réformée de Cette a confié, en 1884, au docteur Adolphe Dumas, la direction d'un troisième établissement qu'on appelle le *Lazaret*. Il est situé à deux kilomètres de Cette, sur un plateau calcaire qui s'avance dans la mer comme un cap et se termine par une anse de sable fin admirablement disposée pour prendre des bains de mer. Cet établissement doit son nom à sa destination primitive. Il a été construit, en 1854, pour recevoir des convalescents revenant de Crimée. Il se compose d'une dizaine de baraques qui étaient inoccupées, lorsque le comité protestant a loué, pour ses baigneurs, les plus rapprochées du rivage. Ils n'ont que quelques pas à faire pour se rendre dans les cabines qu'on a placées sur la plage à leur intention. Le lazaret reçoit par an de 400 à 500 personnes de tout âge, réparties entre trois saisons de six semaines chacune. On n'y fait par conséquent que des cures d'été.

Cet établissement est bien situé ; le prix de la pension n'y dépasse pas 80 centimes, les conseils généraux pourraient par conséquent y envoyer leurs petits scrofuleux, sans s'imposer de grands sacrifices.

Toutefois, il n'est pas aménagé pour un séjour d'hiver et on est obligé de l'évacuer à l'approche de la mauvaise saison.

En résumé, la station de Cette reçoit, chaque année, plusieurs milliers de baigneurs dont 1,200 ou 1,500 sont hospitalisés. Dans ce nombre, il y a à peu près un tiers d'enfants qui y passent une saison ; mais les maisons dans lesquelles ils sont recueillis sont plutôt des établissements de bains de mer que des hôpitaux marins comme ceux dont je vais m'occuper maintenant.

Section II

Le premier sanatorium qui ait été fondé sur les côtes de France, et le plus important par ses dimensions, est celui de Berck-sur-Mer. Il a aussi sa légende. Le docteur Bergeron l'a racontée, d'une manière émouvante, dans son rapport du 15 juillet 1866 au directeur de l'Assistance publique. Cette administration confie, comme on le sait, les enfants dont elle a la charge, à des gens qui les élèvent à la campagne. Or, il advint qu'en 1857 il se trouva parmi ceux qu'elle entretenait dans l'arrondissement de Montreuil-sur-Mer (Pas-de-Calais) un certain nombre de scrofuleux dont l'état était lamentable et le traitement extrêmement dispendieux. Le docteur Perrochaud eut l'idée de recourir pour eux au traitement par l'eau de mer ; mais il fallait trouver quelqu'un qui voulût bien s'en charger. Une vieille femme dont le nom mérite qu'on s'en souvienne, la veuve Duhamel, accepta cette pénible tâche. Elle habitait Groffliers, village assez éloigné de la mer, et deux fois par jour elle transportait ses petits pensionnaires dans une brouette, jusque sur la plage. Là, après avoir baigné les enfants et lavé leurs plaies, elle refaisait leurs pansements et les ramenait chez elle de la même façon [5].

Au bout de quelques mois, les résultats furent si remarquables que l'administration se décida à continuer les essais et à les faciliter, en envoyant les enfants au hameau de Berck, sur le bord même de la mer. Ce fut encore une pauvre femme qui se chargea de les soigner. Celle-là vivait dans une cabane isolée, sur cette immense plage de Berck alors déserte. Elle venait on ne sait d'où. On ne lui avait jamais connu ni mari, ni famille. Elle s'appelait la veuve Brillard ; mais les gens du pays lui avaient donné le nom significatif de *Marianne toute seule.* Elle gardait les enfants des pêcheurs, pendant que les pères étaient au large et que les mères ramassaient des crevettes sur la plage. On lui confia une douzaine de petits scrofuleux qui avaient besoin de pansements faits avec soin. Elle s'acquitta si bien de sa tâche qu'on augmenta son petit troupeau ; puis on envoya, sur les lieux, trois religieuses pour diriger le service ; enfin, le succès s'affirmant de plus en plus, on construisit un petit hôpital décent lits, sur un relais de mer de trois hectares acheté par la ville de Paris.

Cet établissement, qui fonctionne encore, est un bâtiment très simple, moitié baraque et moitié chalet, tel qu'on commençait à les construire en 1860. Il se compose de deux pavillons rectangulaires reliés entre eux par deux galeries vitrées qui leur sont perpendiculaires et qui circonscrivent une cour abritée de toutes parts contre les vents du Nord. Ce petit hôpital n'a coûté que 112,118 francs. et il a donné les meilleurs résultats. Il est hygiénique et confortable. Depuis plus de trente ans qu'il existe, on n'y a jamais signalé une épidémie, malgré la présence de tant d'enfants qui, par leur âge et leur état de santé, semblent prédisposés aux maladies contagieuses. Les neuf dixièmes des malades qui y ont été admis ont vu leur santé s'améliorer et les deux tiers en sont sortis guéris.

Ce magnifique succès fut mis en relief, en 1866, par le docteur Bergeron dans le rapport dont j'ai déjà parlé. Tardieu, s'appuyant sur ce document qui fait époque dans le traitement marin de la scrofule, décida le conseil général de la Seine à faire construire, sur le même point, un grand hôpital qui fut inauguré le 18 juillet 1869. Construit pour 500 enfants, il peut en contenir 600 et, comme le nombre des lits du petit hôpital a été porté à 150, on peut recevoir 734 malades qui, joints au personnel en santé, font monter la population de l'établissement de Berck à 880 personnes.

Le nouvel édifice est tout en briques, avec perrons et appuis de fenêtre en pierres de taille. Il est décoratif et monumental ; mais il ne vaut pas mieux, au point de vue de l'hygiène, que le petit établissement primitif qu'il domine de toute sa hauteur et qu'il semble écraser de sa masse. Il a coûté 3 millions. Tous les hygiénistes ont blâmé ce luxe de construction, et les ingénieurs qui l'ont bâti regrettent de l'avoir placé si près de la mer. Dans les grandes marées et par les coups de vent d'ouest, elle vient se briser contre les assises du monument, elle en mine les fondations et les affouille de telle sorte qu'il a déjà fallu les étayer.

En dépit de ces critiques, l'établissement de Berck-sur-Mer a donné de bons résultats, et l'Assistance publique de Paris, loin de regretter les millions qu'il lui a coûtés, a songé plus d'une fois à l'accroître. En 1887, le conseil municipal chargea sa huitième commission de lui présenter un projet pour la création d'un nouvel hôpital maritime. Celle-ci lui proposa de construire à Berck une annexe contenant 366 lits. Cette ouverture rencontra de l'opposition dans le sein du conseil. Quelques-uns de ses membres firent observer que l'établissement de Berck est situé sur une plage d'un aspect désolé, sans végétation, battue par les vents d'ouest comme toutes celles de la Manche, et qu'il serait possible de trouver ailleurs un site plus hospitalier et convenant mieux à des enfants malades. A la suite d'une longue discussion, l'affaire fut renvoyée à la même commission, pour un nouvel examen, et elle en est restée là.

La plage de Berck n'est plus déserte, comme au temps de *Marianne toute seule*. Elle est devenue le siège d'une véritable colonie hospitalière. On y voit d'abord les deux maisons de santé Cornu, l'une destinée au traitement des garçons, l'autre à celui des filles. Elles sont distantes d'un kilomètre environ et peuvent recevoir 150 malades.

Puis viennent les maisons Bouville-Baillet et Malingre-Rivet. Toutes les quatre sont dirigées par l'Assistance publique de Paris. On y trouve enfin l'hôpital élevé par la famille Rothschild pour les enfants Israélites. Il a été inauguré le 24 mai 1872. C'est un chalet semblable à ceux qui l'entourent, aux dimensions et à l'élégance près. Il n'avait dans le principe que 24 lits, il abrite aujourd'hui 55 enfants. A côté de ces établissements, se sont élevées des maisons de santé particulières et des chalets par centaines. Berck est devenu une station de bains de mer assez fréquentée.

Le choix de cette plage a été, comme nous l'avons vu, déterminé par le hasard, et cette fois le hasard n'a pas été malheureux. Assurément l'idée de choisir les bords de la Manche pour y établir un hôpital d'enfants ne serait venue à personne. Ceux qui ont passé leur vie sur ce littoral connaissent ses brumes, son humidité constante et ses grands vents d'ouest qui soufflent parfois en tempête. Toutefois l'orientation de la plage la met à l'abri des brises glacées du nord et de l'est, et la température s'y abaisse rarement au-dessous de zéro. Les enfants peuvent, pendant la plus grande partie de l'hiver, continuer à fréquenter la plage, au moins quelques heures par jour.

L'établissement est ouvert toute l'année ; mais on n'y admet de nouveaux malades que pendant les six mois de la belle saison. Ils proviennent pour la plupart des hôpitaux de Paris ; le reste est envoyé par les départements voisins. Le prix de la pension, fixé primitivement à 1 fr. 80, est aujourd'hui de 2 fr. 10.

Les bains de mer commencent entre le 15 mai et le 15 juin et finissent du 15 septembre au 1er octobre. On n'en donne pas aux enfants au-dessous de quatre ans, et personne n'en prend plus d'un par jour. Comme, d'une autre part, l'état de la mer la rend souvent inabordable et que l'excitabilité de certains sujets ne leur permet pas de s'y plonger tous les jours, la quantité de bains pris pendant la saison, par chaque malade, oscille entre 80 et 100. Le moment de s'y rendre est déterminé par l'heure de la marée, et leur durée varie de deux à cinq minutes, suivant les âges et le temps qu'il fait. Ils sont d'autant plus courts que les enfants sont plus jeunes.

Toutes les récréations se passent sur la plage, lorsqu'il ne pleut pas et que la mer n'est pas pleine. Les enfants s'y ébattent à leur aise, jouent avec le sable, avec l'eau qui monte ou se retire et s'amusent tout autant que ceux qui fréquentent les stations aristocratiques de Dieppe ou de Trouville.

Los bains de mer et la vie au grand air ne sont pas les seuls moyens qu'on mette en usage à Berck-sur-Mer. Comme les malades qu'on y envoie sont pour la plupart très gravement atteints et qu'ils y restent jusqu'à ce qu'ils soient guéris ou reconnus définitivement incurables, on est obligé de recourir à toutes les ressources de la thérapeutique. Le docteur Cazin y pratique une chirurgie aussi active qu'efficace et dont on peut juger par la statistique suivante que j'emprunte à son livre [6] :

De 1869 à 1882, il est entré à l'hôpital de Berck 4,692 scrofuleux des deux sexes. Il en est mort 339 ; 3,321 sont sortis guéris. Cet heureux résultat a souvent été acheté au prix d'une mutilation, car près de la moitié de ces jeunes sujets, 2,242, ont dû subir des opérations plus ou moins sérieuses. La gravité des cas est, du reste, attestée par la longue durée du séjour à l'hôpital. Elle a été de 423 journées en moyenne.

Le docteur Cazin est admirablement secondé par les sœurs du tiers-ordre de Saint-François qui sont attachées à l'établissement depuis sa fondation. Elles y sont au nombre de 75, et c'est sur elles que tout le service repose. Ces femmes dévouées ne quittent pas les enfants. Elles les habillent, les baignent, les pansent et trouvent encore le temps de donner des soins aux malades du dehors.

L'hôpital de Berck, malgré les succès qu'on y avait obtenus, n'avait pas fait école. Les millions dépensés par l'administration de l'Assistance publique avaient même découragé l'initiative privée. Aussi, pendant de longues années, cette fondation ne trouva pas d'imitateurs. Il y avait onze ans que le grand hôpital de Berck était en service, lorsque Jean Dollfus, ancien maire de Mulhouse, et M. Friedland fondèrent, le premier à Cannes et le second à Nice, les deux petits hôpitaux qui portent leur nom.

Le premier, construit en 1882, ne contenait primitivement que quinze lits ; mais en 1886, Jean Dollfus fit l'acquisition de l'ancien hôtel Brougham et put y loger trente petits scrofuleux. Le nombre en a été porté depuis à 45 dont 15 sont envoyés de Genève par le bureau de bienfaisance de cette ville. Les autres viennent de Paris et de Mulhouse. Tous les lits sont constamment occupés. Ce sanatorium est très bien disposé. Les enfants y séjournent du 1er octobre au commencement de juin. L'établissement est alors fermé jusqu'à la fin de septembre, parce que la saison d'été est trop chaude et la diarrhée trop fréquente chez les enfants pendant les mois caniculaires.

Les bains de mer sont donnés aux petits malades depuis leur retour jusqu'à la fin de novembre ou au commencement de décembre. Ils sont interrompus pendant la période la plus rigoureuse de l'hiver, pour être repris en mars. La température de la mer ne descend pas au-dessous de 12 degrés en janvier et en février. L'eau serait assez chaude pour qu'on pût continuer les bains, si ce n'était la difficulté de la réaction à la sortie. En automne et au printemps, la température de l'eau est sensiblement égale à celle de l'atmosphère. Elle oscille entre 16 et 20 degrés. Les bains durent de deux à dix minutes suivant les cas et suivant la saison. La réaction se fait alors très facilement sur la plage, et les enfants peuvent se baigner tous les jours.

L'asile Friedland est connu à Nice sous le nom d'*Établissement du Mont-Boron* et remonte à 1880. M. Friedland avait légué, par testament, une somme de 200,000 francs pour fonder et entretenir un sanatorium à l'usage des enfants du sexe masculin, scrofuleux ou rachitiques. A sa mort, le baron Roissard du Bellet, son gendre, acheta l'ancienne maison dite du *fort Thaon*, avec le petit terrain couvert d'orangers et de citronniers qui l'entourait. Il fit exécuter les travaux nécessaires à sa transformation. Ils lui coûtèrent 60,000 francs. Il en restait encore 140,000 dont la rente, jointe au produit des dons et des quêtes, devait suffire à l'entretien de l'hospice et des douze petits garçons qu'il renfermait.

Ce sanatorium était dirigé, dans le principe, par les frères Saint-Jean de Dieu ; mais M. Roissard du Bellet les a remplacés par des sœurs de Saint-Vincent de Paul. Il y a deux ans, il a fait subir, à l'établissement, une transformation plus importante. Au lieu de garçons atteints de scrofule grave et nécessitant des soins médicaux, il n'y admet plus que des petites filles, assez peu malades pour ne suivre aucun traitement. On les conduit quelquefois aux bains de mer ; mais, en général, elles sont occupées à la cueillette des oranges et des olives. Autrefois, le docteur Labordette donnait des soins réguliers et gratuits à l'établissement ; mais, depuis sa mort, il n'y a plus de direction médicale. En un mot, le Mont-Boron a changé de destination. Ce n'est plus qu'un orphelinat, et c'est chose regrettable, car il était placé dans d'excellentes conditions pour faire un hôpital marin. Situé sur une colline élevée de 40 mètres au-dessus de la mer, entouré d'oliviers et d'orangers, il aurait pu devenir, avec quelques agrandissements, un établissement de premier ordre.

Les détails qui précèdent et que je dois à l'obligeance du docteur Frémy, expliquent l'oubli dans lequel est tombé l'asile Friedland, au sujet duquel le docteur Gazin n'a pu obtenir aucun renseignement lors de la rédaction de son bel ouvrage. Il serait difficile de le ramener à sa destination primitive ; on ne paraît plus, à Nice, songer aux hôpitaux marins. On vient d'y fonder un dispensaire très important, sur le bord de la mer, à 40 mètres du rivage dont il n'est séparé que par la promenade des Anglais prolongée. C'est une magnifique villa qu'on a transformée avec un véritable luxe. Balnéation, gymnastique, orthopédie, tout y est réuni. On n'a rien épargné pour en faire un établissement modèle. Il a été très richement doté, dès le début, par les habitons du pays et par la colonie étrangère et il rend de très grands services ; mais il n'eût pas été plus dispendieux d'en faire un hôpital marin. Les deux créations ne s'excluent pas du reste, et il faut espérer que la population riche et généreuse de cette grande ville tiendra à honneur de rétablir, sur une plus grande échelle, le sanatorium jadis fondé par la libéralité de M. Friedland.

Section III

Les essais tentés à Cannes et à Nice n'avaient eu aucun retentissement, et le mouvement en faveur de la création d'hôpitaux marins semblait complètement arrêté, lorsqu'il a pris un nouvel essor, grâce à la persévérance de quelques hommes ardents pour le bien. Parmi ces philanthropes, il en est trois dont le nom est particulièrement lié à cette œuvre si éminemment utile : ce sont MM. Armaingaud, professeur agrégé à la faculté de médecine de Bordeaux ; Fallu, inspecteur des enfants assistés du département de la Loire-Inférieure, et Vidal, médecin en chef de l'hôpital d'Hyères.

Le docteur Armaingaud a commencé sa campagne, il y a bientôt dix ans. En 1882, il exposa ses idées et ses plans au congrès international d'hygiène de Genève, dans un rapport dont les conclusions furent votées par l'assemblée tout entière. Fort de cette adhésion unanime, il commença à se livrer à une propagande qu'il poursuit depuis cette époque avec une ardeur que rien ne ralentit, pas même le succès. Infatigable et toujours sur la brèche, il allait de ville en ville, comme Barellaï, plaidant la cause des hôpitaux marins dans des conférences publiques, dans des réunions privées, la vulgarisant à l'aide de petites brochures qu'il répandait par milliers dans le public.

Non content de convaincre les esprits par sa parole entraînante, M. Armaingaud voulut prêcher d'exemple, en réunissant sur le littoral quelques petits scrofuleux qu'il entretenait à ses frais et à l'aide du concours de ses amis. Cette généreuse initiative fit naître d'autres dévouements, et en 1887 il put réunir à Arcachon, dans une villa louée à cet effet, vingt enfants appartenant aux sociétés de secours de Bordeaux et désignés par le sort. Tel a été le point de départ du sanatorium qui s'élève aujourd'hui sur cette plage. Il ne doit rien à personne ; il est l'œuvre du docteur Armaingaud. L'année suivante, notre confrère était en mesure de recevoir 50 malades dans son asile improvisé. C'est alors que le docteur Louis Lalanne (de la Teste) lui fit don d'un terrain de 2 hectares plantés de pins, sur le bord du bassin d'Arcachon. De son côté, Mme veuve Engrémy pria la municipalité de consacrer, à la construction d'un des pavillons de l'établissement à venir, un reliquat de 47,000 fr. provenant d'un legs que son mari avait fait à la ville. Ce pavillon, qui porte le nom de la fondatrice, a été inauguré le 9 septembre 1888, mais, comme le fait observer M. Armaingaud, la fondation du sanatorium remonte réellement au 1er avril 1887, époque où il y a réuni et traité ses premiers malades.

L'unique pavillon qui le constitue aujourd'hui est situé à 3 kilomètres d'Arcachon et à 300 mètres de la mer, au milieu d'une forêt de pins qui s'étend jusqu'à Bayonne et qui l'abrite contre les vents froids. Il a 26 mètres de façade sur 11m,50 de profondeur ; il contient 40 lits de malades et 11 pour le personnel en santé. Deux petites constructions ont été élevées à côté. L'une sert de buanderie, d'écurie et de remise, l'autre est un pavillon d'isolement situé à 200 mètres du bâtiment principal. Les 47,000 francs du legs Engrémy ont suffi pour construire et meubler le pavillon, pour faire les remblais et les clôtures du jardin. Le personnel se compose d'un directeur, de deux médecins et de dix personnes pour le service. La journée d'hôpital revient à 2 francs.

Le nombre des enfants traités au sanatorium d'Arcachon en 1889 a été de 155. La durée du séjour a été de trois mois en moyenne. Le nombre des guérisons a atteint la proportion de 80 pour 100. Il n'y a pas eu de décès. L'accroissement de poids, chez les petits malades, a été beaucoup plus considérable qu'il ne l'est d'habitude à cet âge de la vie. Lorsque le sanatorium sera complet, il pourra contenir 200 enfants. Ils seront placés dans d'excellentes conditions. La douceur du climat d'Arcachon est connue de tout le monde. C'est une station d'hiver pour les personnes à poitrine délicate, pour les enfants débiles. Les petits scrofuleux y seront à merveille et jouiront tout à la fois de l'air marin et des émanations balsamiques des bois de pins qui bordent la plage.

Sur cette même côte de l'Océan, mais à une trentaine de lieues plus au sud, s'élève un autre sanatorium, dû comme le précédent à l'initiative privée. C'est l'asile de Sainte-Eugénie, situé au cap Breton, au fond du golfe de Gascogne. Son histoire est bien touchante. Sa fondatrice, Mme Desjobert, restée veuve à trente-deux ans, avait vu mourir successivement ses trois enfants. Demeurée seule au monde, maîtresse d'une fortune d'un million et demi, elle résolut de la consacrer au soulagement des enfants des autres, en souvenir de ceux qu'elle avait perdus. Après avoir passé les derniers jours de sa triste vie à les secourir, elle légua tout ce qu'elle possédait, pour construire au bord de la mer et le plus près possible de la commune de Saubusse où elle était née, un hôpital destiné au traitement des enfants pauvres atteints de scrofule.

Des formalités judiciaires s'opposèrent pendant sept ans à l'exécution de ses dernières volontés. Ce ne fut qu'en 1887 que la première pierre de l'asile put être posée ; mais, grâce à l'intervention du préfet des Landes, il a pu ouvrir ses portes aux petits malades, au mois d'octobre 1889.

Le sanatorium de Sainte-Eugénie s'élève sur la grande plage du cap Breton, entre l'Océan et la lande. Sa façade est tournée vers la mer. A droite, le sable, sans falaises, semble s'étendre à l'infini. A gauche, on aperçoit Bayonne, Biarritz, et plus loin, les côtes d'Espagne. La vue est immense, l'atmosphère pure et balsamique comme à Arcachon. L'édifice se compose d'un bâtiment principal, renfermant les bureaux, et de deux pavillons, l'un pour les garçons, l'autre pour les filles, contenant ensemble quarante lits. On a de plus construit, à côté de l'établissement, une maison divisée en quatre appartements et destinée à être louée à des familles aisées dont les enfants auront besoin de suivre le traitement marin. Le tout a coûté 230,000 francs.

L'asile est administré par une commission de sept membres, que préside le préfet des Landes. Le personnel comprend un médecin-directeur, un receveur-économe, une institutrice, trois sœurs de charité et quelques employés subalternes. Le décret d'autorisation porte la date du 23 août 1888.

Section IV

Les fondations précédentes doivent tout à l'initiative privée. Personne n'avait songé à donner à ces efforts isolés la puissance de l'association et les avantages de l'unité, en les plaçant sous l'égide d'une société directrice, lorsque cette idée se présenta à l'esprit de M. Pallu. Pendant que le docteur Armaingaud poursuivait dans le Midi la campagne que j'ai racontée, M. Pallu se livrait avec la même ardeur à une propagande analogue, dans le département de la Loire-Inférieure. Il s'efforçait d'entraîner ses amis et de trouver, avec leur concours, les moyens d'élever sur le littoral un sanatorium dans lequel les petits scrofuleux, avec lesquels ses fonctions le mettaient chaque jour en contact, pourraient venir retrouver la santé.

Obsédé par cette idée, la retournant sans cesse pour l'envisager sous toutes ses faces, il en vint à lui donner des proportions plus larges que celles qu'il lui assignait au début. Son regard, dépassant les plages de Guérande et du Croisic, s'étendit à tout le littoral de la France. Il rêva de constituer une société au sein de laquelle tous les dévouements particuliers pourraient se concentrer, et dont la protection s'étendrait sur toutes les créations isolées, en leur prêtant un appui moral et matériel.

Cette pensée, toutefois, n'existait qu'à l'état d'aspiration, dans le cœur ardent de M. Pallu. Il fallait, pour qu'elle pût se réaliser, qu'un administrateur éclairé lui donnât une forme pratique et traçât les premiers linéaments de son organisation. Ce concours indispensable, M. Pallu le trouva dans la personne du directeur de l'Assistance publique de France, M. H. Monod, dont la sympathie est acquise à toute idée généreuse et qui mit, au service de celle-ci, l'appui de son influence et le concours moral et pécuniaire de son administration.

Tous deux placèrent leur projet sous le patronage du docteur Bergeron, qui avait puissamment contribué, vingt-cinq ans auparavant, avec ses confrères Perrochaud et Marjolin, à la fondation de Berck-sur-Mer. Le docteur Bergeron accepta la direction de l'œuvre qu'il s'agissait de constituer. En 1866, il avait annoncé que l'hôpital de Berck serait le point de départ d'un vaste système embrassant toute l'étendue du pays ; la société nouvelle lui offrait le moyen de réaliser lui-même sa prédiction ; il en accepta résolument la présidence et depuis cette époque, il en poursuit le développement avec une ardeur juvénile. De nombreux collaborateurs sont accourus à son appel et à celui de ses collègues. La société s'est rapidement organisée, et elle a été autorisée par arrêté du ministre de l'intérieur, en date du 15 décembre 1888. Elle sera très prochainement reconnue d'utilité publique ; la demande vient d'en être faite au Conseil d'état.

Aux termes de ses statuts, l'*Œuvre nationale des hôpitaux marins* a pour objet d'assurer ou de seconder la création ou le fonctionnement, sur les côtes de France, d'établissements destinés au traitement des enfants et des adultes scrofuleux ou tuberculeux des deux sexes. Elle est administrée par un conseil composé de quarante-huit membres, dont vingt résidant à Paris et dix-huit habitant la province. Ce conseil est renouvelable par tiers tous les ans. Il nomme son bureau composé d'un président, de deux vice-présidents, de deux secrétaires et d'un trésorier [7]. Le conseil se réunit au moins une fois tous les trois mois et le président le convoque toutes les fois qu'il le juge nécessaire. L'assemblée générale, composée de tous les membres fondateurs ou sociétaires, se réunit une fois par an, pour entendre les rapports qui lui sont faits par le conseil, sur sa gestion et sur la situation financière de l'œuvre. Elle approuve les comptes, vote le budget, statue sur les questions qui lui sont soumises par le conseil d'administration et procède à son renouvellement partiel.

Les ressources de l'œuvre se composent du prix des journées de malades, dans les hôpitaux qu'elle entretient, des cotisations de ses membres, des souscriptions, des subventions qui lui sont accordées par l'État, les départements, les communes ou les établissements de bienfaisance. Elle y joindra les donations et les legs qui lui seront faits, lorsqu'elle aura obtenu la déclaration d'utilité publique [8].

L'Œuvre nationale des hôpitaux marins est déjà sortie de la période de préparation. Elle a contribué à la création de deux établissements dont l'un est complètement à sa charge et dont l'autre s'est affranchi de sa tutelle. Ce dernier est l'hôpital de Pen-Bron. Il est l'œuvre de M. Fallu. C'est en travaillant à sa création qu'il avait, ainsi que je l'ai dit, conçu la pensée de la société dont je viens de faire l'historique. Dans le cours de sa propagande, il était parvenu à émouvoir et à convaincre les personnes bienfaisantes avec lesquelles ses fonctions le mettaient en rapport ; mais les petites sommes qu'il avait pu réunir de cette façon ne lui permettaient de rien entreprendre encore, lorsqu'au mois de juin 1887, il eut la bonne fortune de se concilier l'appui de Mme Furtado-Heine, qui a, comme chacun le sait, mis depuis longtemps au service des malheureux, sa grande fortune, sa générosité plus grande encore, et à laquelle la ville de Paris doit le magnifique dispensaire dont elle a doté le XIVe arrondissement. Mme Furtado-Heine fit don à M. Pallu d'une somme de 40,000 francs à l'aide de laquelle il put immédiatement réaliser son rêve, car il avait depuis longtemps fait choix de son emplacement.

Sur le littoral de l'Océan, entre l'embouchure de la Loire et celle de la Vilaine, en face du Croisic, s'étend une bande de sable de deux kilomètres de longueur et d'une largeur de cent à deux cents mètres. C'est la presqu'île de Pen-Bron. Elle s'élève de cinq à six mètres au-dessus des plus hautes marées et domine la mer de tous les côtés. Au sud-est, se trouve la baie du Trait ; au nord-ouest, c'est l'Océan. Cette presqu'île, formée par des dunes, offre, sur ses deux versants, des plages de sable fin que la mer recouvre et découvre tour à tour sur une grande étendue. A son extrémité s'élevaient les vieux bâtiments d'une ancienne résidence seigneuriale transformés en usine, puis en magasins et définitivement abandonnés.

M. Pallu les couvait depuis longtemps des yeux, lorsque l'occasion de les acquérir se présenta. Il la saisit avec empressement et n'hésita pas à acheter la propriété à ses frais, avec cette confiance dans l'avenir qui soutient tous les fondateurs et qui n'est pas toujours trompée. La générosité de Mme Furtado-Heine vint à point pour lui permettre de commencer la transformation. En faisant, au futur hôpital de Pen-Bron, ce présent magnifique, elle y avait mis pour condition qu'il appartiendrait à l'Œuvre nationale des hôpitaux marins, qu'il était question de créer ; mais cette clause n'a pas pu, malgré le vif désir de M. Pallu, recevoir son exécution, et l'établissement est devenu la propriété d'une société composée de dix membres qui, après avoir justifié de sa situation financière, a reçu l'autorisation administrative, par un arrêté du préfet de la Loire-Inférieure, en date du 24 mai 1888. L'Œuvre des hôpitaux marins lui a fait l'abandon de 40,000 francs, sur les 150,000 qui lui ont été alloués par le ministère de l'intérieur, et continue à lui donner l'appui moral qu'elle accorde à toutes les entreprises en vue desquelles elle s'est fondée.

L'hôpital de Pen-Bron s'élève au bout de la jetée, sur un petit môle qui dépasse de 5 à 6 mètres le niveau de la haute mer. Entouré d'eau de toutes parts, comme un navire, il élève au-dessus des flots sa silhouette rajeunie ; devant sa façade, on a tracé un petit jardin, et malgré la brise du large, les fleurs y poussent au milieu du sable. Il est abrité des vents froids du nord et de l'est par les collines de Guérande et n'est battu que par les vents du sud-ouest. Ceux-là soufflent pendant une grande partie de l'année, mais ils sont doux, humides et attiédis par les vapeurs du *gulf-stream*. En somme, l'emplacement est admirablement choisi, et M. Pallu a eu la main heureuse.

Les bâtiments forment un quadrilatère allongé, renfermant une cour intérieure. Ils ont été aménagés d'une façon ingénieuse et économique tout à la fois. On a pu y installer toutes les dépendances nécessaires à un établissement de cette espèce ; mais il faut convenir que, si son aspect ne ressemble en rien à celui d'un hôpital, ses dispositions intérieures ne remplissent pas non plus toutes les conditions réclamées par l'hygiène contemporaine. En somme, ces desiderata sont peu de chose, et la salubrité y est assurée par les vents de mer qui n'y soufflent que trop fort. L'établissement ne contenait, dans le principe, que 70 enfants ; mais on a construit récemment deux pavillons qui permettent d'en loger 150, Le mobilier est simple, mais suffisant. Le personnel est très nombreux ; il comprend un médecin, deux chirurgiens et un interne, sans compter l'oculiste, l'auriste et les deux dentistes qui y viennent lorsqu'on les appelle. Le service est assuré par six religieuses de l'ordre de Saint-Vincent de Paul, par un homme de peine et une servante. Il y a de plus, dans la maison, un aumônier et deux secrétaires. Le conseil de l'œuvre a plus d'une fois appelé l'attention de M. Pallu sur ce luxe de personnel, qui lui semble un peu exagéré.

L'hôpital de Pen-Bron est occupé depuis le 8 septembre 1887. Au 1er août 1888, il avait déjà reçu 106 enfants dont 34 étaient sortis guéris et dont 3 avaient succombé. Ces résultats ne sont pas aussi brillants que ceux qu'on obtient à Berck-sur-Mer ; mais il faut tenir compte de la gravité des cas qui y ont été traités et dont la statistique donne la mesure. « La plupart des enfants inscrits sur ce martyrologe, dit M. Pallu en terminant son exposé, sont de pauvres désespérés qui végétaient, depuis des années, dans les hospices ou dans leurs familles et ne comptaient plus sur leur guérison. La promptitude avec laquelle l'influence du milieu marin se fait sentir sur nos jeunes malades est surtout remarquable. Après une quinzaine de jours, ils sont transformés. Les visages émaciés par la souffrance, décolorés par l'anémie, reprennent une animation et surtout une expression de bien-être qui fait plaisir à voir. »

La douceur du climat permet aux enfants de passer la majeure partie de leur temps sur les plages de sable et de sortir presque tous les jours. Il n'y a que les grandes pluies qui puissent les retenir à la maison. Ils tournent autour des édifices, au gré du vent et du soleil, pour se préserver de l'un et pour jouir de l'autre, tantôt du côté de la lagune, tantôt du côté de la haute mer. Les petits garçons jouent et se démènent, les petites filles se livrent à des distractions plus tranquilles, et les grandes travaillent à l'aiguille, sous la surveillance d'une religieuse.

Les petits malades que leurs infirmités retiennent au lit ont, encore le spectacle de la mer et subissent son influence vivifiante. Au lieu de regarder de grands murs sombres, comme dans les hôpitaux des villes, ils contemplent, par les fenêtres presque toujours ouvertes, les grands horizons changeants devant lesquels les bateaux de pêche défilent lentement. On les fait du reste séjourner le moins possible dans les salles et, lorsqu'ils ne peuvent pas se tenir debout, on les couche dans de petites barques qui s'éloignent du bord, remorquées par un canot. Cette escadrille de berceaux flottants va se balancer sur la lame, au son grave et monotone de la voix de l'aumônier qui leur fait la lecture.

On peut à Pen-Bron prendre des bains de mer, par presque tous les temps, depuis le mois de juin jusqu'en octobre. L'hiver, on a la piscine et les salles de bains, qui ont été installées dans les anciens hangars de l'établissement. Enfin, la proximité des salines du Croisic pourrait permettre au besoin d'en utiliser les eaux mères.

L'Œuvre des hôpitaux marins ne donne plus, comme je l'ai

dit, qu'un appui moral à l'hôpital de Pen-Bron, qui s'administre avec ses propres ressources ; mais elle a pris à sa charge un autre sanatorium dont la fondation remonte à la même époque et qui lui a été cédé dans les conditions suivantes.

Parmi les personnes que l'ardeur communicative de M. Armaingaud avait converties à ses idées, se trouvait son compatriote et ami, M. Lafargue, préfet des Pyrénées-Orientales. Celui-ci forma le projet de doter son département d'un sanatorium maritime, et tous deux entreprirent, au mois d'octobre 1886, un voyage d'exploration, afin de choisir l'emplacement le plus convenable pour l'édifier. Leur choix s'arrêta sur Banyuls-sur-Mer.

Il ne s'agissait plus que d'obtenir l'assentiment du conseil général du département et de trouver les fonds nécessaires. Le premier point n'offrait pas de difficulté sérieuse. Le préfet comptait sur la bonté de sa cause, sur son ascendant et sur la puissance de séduction de M. Armaingaud, qui s'empressa de venir à Perpignan exposer, dans une de ces conférences dont il a l'habitude, le but et l'utilité de la création projetée. Le public fut entraîné, le conseil d'hygiène et de salubrité émit un avis favorable, et le conseil général vota le projet.

Il approuva en même temps la combinaison financière imaginée par le préfet pour en rendre l'accomplissement possible. M. Lafargue, en fouillant dans les différents chapitres de son budget départemental, avait trouvé le moyen d'en extraire une vingtaine de mille francs d'économie, lesquels, joints aux trente mille que la commune de Banyuls avait votés sur ses instances, suffisaient et au-delà pour amortir un emprunt de 200,000 francs qu'il s'agissait de contracter, afin de bâtir un hôpital de 140 lits. A peine la création en fut-elle décidée, que les fonds affluèrent. Un grand manufacturier de Perpignan, M. Bardou-Job, s'engagea à bâtir, à ses frais, un des pavillons inscrits au projet pour une somme de 45,000 francs, en même temps qu'il en donnait 18,000, pour l'entretien de trente enfants, pendant la première année. Un négociant roussillonnais, M. Simon Violet de Thuir, en prit dix à sa charge ; d'autres souscripteurs les imitèrent, et le sanatorium put s'élever. Commencé en 1887, il était terminé au printemps de 1888.

A cette époque, l'Œuvre des hôpitaux marins était en voie de se constituer, et M. Lafargue eut la bonne pensée de lui confier la direction de l'établissement qu'il venait de fonder. D'après ses avis, le conseil-général des Pyrénées-Orientales proposa à la Société de lui céder l'hôpital de Banyuls, à la condition d'y entretenir gratuitement vingt malades du département. Cette offre fut agréée. L'Œuvre prit possession de l'établissement le 1er octobre 1888, et le 7 du même mois, il fut inauguré par M. Monod, directeur de l'Assistance publique.

Le sanatorium de Banyuls s'élève entre la mer et les montagnes. Il est abrité des vents du nord par l'amphithéâtre des Albères, que couronne le Canigou. La température moyenne de l'année est de 1/L degrés, et celle du mois le plus froid (janvier) de 5°5. L'air y est transparent et lumineux, comme sur tout le littoral de la Méditerranée, et le site est admirablement choisi.

L'hôpital lui-même est d'une simplicité élégante. Il se compose de deux grands corps de bâtiment orientés perpendiculairement à la mer, situés à 40 mètres l'un de l'autre, et reliés par deux constructions moins importantes. Au centre est une cour de 2,300 mètres de superficie. Une galerie couverte fait communiquer les différentes parties de l'établissement et facilite le fonctionnement du service. Tout y a été disposé en vue de sa destination et d'après les principes d'hygiène qui régissent aujourd'hui la construction des hôpitaux.

En comptant le prix du terrain, celui des bâtiments et du mobilier, l'hôpital de Banyuls a coûté 328,000 francs. Il compte 206 lits, dont 176 dans les dortoirs et 30 dans l'infirmerie. Sur les 176 lits, 40 sont réservés aux enfants dont les familles peuvent payer la pension ; les 136 autres sont affectés aux enfants secourus par les départements et les municipalités, les bureaux de bienfaisance et les hospices, les sociétés charitables et les bienfaiteurs. Douze départements y ont jusqu'ici envoyé leurs petits malades. Du 6 octobre 1888 au 1er novembre 1889, il en est entré 123 et il n'en est mort qu'un seul. La proportion des guérisons a été de 86 pour 100 ; la durée moyenne du traitement, de 227 jours. L'établissement renferme aujourd'hui 131 malades, et sa prospérité est assurée.

Section V

Pour terminer cette longue revue, il me reste à parler d'un dernier hôpital marin dont la construction s'achève en ce moment sur le littoral méditerranéen, à l'extrémité opposée à celle de Banyuls, et qui me paraît avoir autant d'avenir. C'est le sanatorium de Giens. Il doit son existence au médecin dont j'ai cité le nom, parmi les promoteurs les plus ardents de notre œuvre, à côté de ceux de MM. Armaingaud et Pallu. Le docteur Vidal, d'Hyères, est comme eux un ouvrier de la première heure ; il les a même devancés, mais il n'est arrivé au but qu'après eux. Il y a près de vingt ans que notre confrère a conçu la pensée de créer un asile pour les petits scrofuleux sur une des plages du département du Var, sur ce rivage de la Provence auquel la nature a si largement dispensé l'air, la chaleur et la lumière, et qui semble créé pour refaire les constitutions appauvries. En 1877, il fit part de son désir à M. de Nervo, directeur de l'Assistance publique de Paris, et aux professeurs Richet et Gubler, qui l'encouragèrent dans son projet. Au mois de janvier de l'année suivante, il adressa un mémoire sur la question du sanatorium d'Hyères au congrès scientifique de Nice, qui l'accueillit favorablement et consacra son adhésion par un vote.

A cette époque, notre confrère songeait à s'établir sur la plage des Pesquiers, près des salins qui sont au nord de l'étang, et à faire concourir au traitement les eaux mères qu'on en relire. Encouragé par les succès que ces bains, fortement minéralisés, lui avaient donnés dans sa clientèle, il voulait en faire bénéficier les scrofuleux de l'intérieur de la France, en les amenant sur la plage. Il pensait que, grâce à la douceur du climat d'Hyères, il serait possible d'y continuer en hiver les cures commencées pendant l'été à Kreuznach, à Salins, à Bex, à Salies-de-Béarn. Il avait fait partager sa confiance au conseil municipal d'Hyères, au conseil-général et au préfet du Var ; mais il y avait loin de cette approbation platonique à la réalisation d'une entreprise dispendieuse et incertaine dans ses résultats financiers. Ce que M. Vidal a déployé d'habileté et de persévérance pour faire franchir à son projet ce pas difficile, ce qu'il a essuyé de refus déguisés, de fins de non-recevoir, il l'oublie aujourd'hui que le succès a couronné son entreprise, et nous devons l'oublier comme lui.

Il est rare qu'une idée juste et généreuse ne rencontre pas un homme de cœur pour la réaliser. M. Vidal avait maintes fois confié ses ennuis à M. Hermann Sabran, président du conseil-général des hospices de Lyon. Cet administrateur comprit les avantages que pourrait présenter, pour les petits scrofuleux de cette grande ville, un sanatorium maritime situé dans d'excellentes conditions, à une distance de 147 kilomètres, tout au plus, par les voies ferrées, et il se décida à tenter un essai.

Des maisons furent louées et convenablement installées dans le village situé à l'extrémité de la presqu'île de Giens, et, au mois de juin 1887, on y envoya vingt-deux petites filles arrivées au dernier terme de la scrofule. Malgré la gravité de leur état, elles y obtinrent une amélioration telle que l'administration voulut continuer l'expérience. Pendant trois ans, des convois successifs amenèrent à Giens des en fans scrofuleux qui s'en retournaient, au bout de quelques mois, guéris ou du moins transformés. Parfois leurs parents ne pouvaient plus les reconnaître.

Au bout de ce temps, le conseil-général des hospices de Lyon se déclara convaincu et prit la détermination de construire un sanatorium dans l'endroit où les premiers essais avaient si bien réussi. La question d'argent fut tranchée de la façon la plus simple et la moins onéreuse pour l'administration des hospices. M. Sabran acheta un terrain de 26 hectares et leur en fit don. Il ouvrit en même temps une souscription qui se couvrit de signatures et qui s'éleva rapidement au chiffre de 200,000 francs. Sa femme prit à sa charge la construction de la chapelle, et le conseil-général, pour perpétuer la mémoire des fondateurs, décida que le sanatorium porterait le nom de leur unique enfant, récemment enlevée à leur tendresse. Il s'appellera Renée-Sabran.

L'emplacement indiqué par M. Vidal, et accepté par une commission mixte de médecins, de chirurgiens et d'administrateurs, est situé au fond d'une petite baie qui se trouve à l'extrémité élargie de la presqu'île de Giens, à 10 kilomètres de la ville d'Hyères. Tourné vers le sud, abrité du mistral par les collines qui l'entourent, il est à 50 mètres d'une petite plage de sable fin couverte d'une légère couche d'algues incessamment renouvelée par la mer, qu'il domine d'une dizaine de mètres.

Le sanatorium qui se construit en ce moment, sous l'habile direction de M. Mangini, dont le nom rappelle la création des logements ouvriers de la ville de Lyon, sera inauguré à la fin de cette année, ou au plus tard dans les premiers mois de 1891. Il ne contiendra que 100 lits, 50 pour des garçons au-dessous de quatorze ans, et 50 pour des filles au-dessous de seize ; mais les plans ont été faits en prévision d'un établissement de 300 lits, qui sera complété plus tard, à l'aide des fonds fournis par la souscription, qui reste ouverte. La partie qu'on bâtit maintenant comprend deux pavillons de 50 lits, dont le gros œuvre est terminé, un petit pavillon d'isolement situé à 150 mètres en arrière, le bâtiment central destiné à l'administration et aux services généraux, dont la construction est arrivée au premier étage, la piscine et la chapelle, qui ne sont encore qu'indiquées.

Les pavillons pour les malades se composent d'un rez-de-chaussée sur cave, élevé de 1m,20 au-dessus du sol et surmonté d'un étage qu'on y a ajouté, malgré les protestations de M. Vidal. A cette infraction près, les règles de l'hygiène y ont été scrupuleusement observées. Tous les édifices seront reliés entre eux par des galeries couvertes, mais à jour. Une eau d'excellente qualité y est amenée d'Hyères par une canalisation en fonte. Elle aura une pression d'au moins 20 mètres sur le point le plus élevé de l'établissement. Les *water-closets* communiquent, par des tuyaux de chute siphonnés, avec une conduite générale en grès et en fonte qui suit la pente du terrain et va déboucher en pleine mer, à près de 500 mètres du rivage. Des réservoirs sont disposés pour pouvoir opérer des chasses dans la canalisation toutes les fois que cela sera nécessaire. Enfin, l'hôpital est complètement isolé ; aucune construction ne s'élève dans le voisinage.

Le terrain est assez étendu pour qu'on puisse y construire les quatre pavillons complémentaires qui figurent sur le plan, en les plaçant sur la même ligne que les autres, parallèlement à la plage, et en laissant entre eux un intervalle suffisant.

Pour le moment, le sanatorium de Giens est exclusivement destiné aux enfants pauvres de la ville de Lyon. Cinquante seront pris dans les hôpitaux et cinquante dans leurs familles. Lorsque l'établissement sera complété à 300 lits, on y admettra les petits malades d'une autre provenance, à la condition que les familles ou les communes s'engagent à acquitter le prix des journées d'hôpital. C'est avec ces ressources que l'hôpital Renée-Sabran pourra vivre. Il est à penser qu'elles ne lui feront pas défaut, car il réunit toutes les conditions qui peuvent assurer sa prospérité, et les succès obtenus, par le docteur Vidal, sur les petits malades qu'on lui a déjà confiés, sont de sûrs garants de ceux que lui promet l'avenir, lorsqu'il disposera d'un établissement plus convenable.

Jusqu'ici, son traitement consiste dans l'emploi de bains de mer pris à la plage ou dans une baignoire, et, dans ce cas, additionnés d'eaux mères fournies par les salins de l'étang des Peschiers, et qui marquent 32 degrés. Ce dernier mode de traitement, sur lequel le docteur Vidal fonde de grandes espérances pour l'avenir, n'a encore été mis en usage que chez un petit nombre de malades, parce que les installations provisoires faites au village de Giens ne s'y prêtaient guère et que les salins des Peschiers en sont assez éloignés pour rendre le transport des eaux mères difficile. Il compte en user plus largement lorsque le sanatorium sera terminé.

Grâce à la douceur du climat et à l'élévation de la température, on peut donner des bains à la lame durant six mois consécutifs. On commence généralement à la fin d'avril et on continue jusqu'en novembre. Pendant le reste de l'année, il y aurait de l'imprudence à plonger dans l'eau froide, même à Giens, des enfants aussi profondément débilités que ceux qui y ont été traités jusqu'ici. Lorsque le temps est beau, on laisse les enfants jouer et barboter dans l'eau tout à leur aise. Quand il fait un peu froid, on ne les y maintient pas plus de dix minutes ; on les retire, on les essuie et on les frotte rapidement, puis on les envoie faire leur récréation et prendre leur goûter sous les arbres de la forêt. Il n'a pas été possible jusqu'ici de leur faire prendre plus d'un bain par jour. Le second déterminait chez eux, même à l'époque des plus grandes chaleurs, une surexcitation qui n'était pas sans danger.

Lorsqu'on expédiera à Giens des malades moins avancés, lorsque la piscine qui figure dans le plan du sanatorium sera construite, il sera possible de se montrer plus hardi et de joindre à l'action du bain celle des pulvérisations et des douches. Toutefois, le docteur Vidal compte moins sur la balnéation que sur la vie au grand air, dans l'atmosphère vivifiante du littoral méditerranéen que les petits enfants respirent tout le jour, à l'ombre des pins-parasols sous lesquels ils prennent leurs récréations et où se font leurs classes.

A Giens, le traitement médical se réduit à bien peu de chose. « En trois années, m'écrit le docteur Vidal, je n'ai pas dépensé pour 20 francs de médicaments. » Il avait cependant affaire aux complications les plus graves de la scrofule. On avait choisi, dans les hôpitaux de Lyon, les enfants les plus compromis, et, sur 90 qui lui ont été adressés, il n'en a perdu que 2. A l'encontre du docteur Gazin, qui fait, à Berck-sur-Mer, une chirurgie des plus actives, le docteur Vidal s'est abstenu systématiquement de toute intervention opératoire. Il voulait savoir à quoi s'en tenir sur la valeur des bains de mer et de l'air marin dans le traitement de la scrofule, et il fallait pour cela en observer les effets en dehors de toute autre influence. Le résultat a dépassé ses espérances. Non-seulement l'état général de ses petits malades s'est rapidement amélioré, mais il a vu les manifestations locales les plus sérieuses s'amender et marcher vers la guérison, alors qu'elles n'avaient fait qu'empirer pendant le long séjour que ces enfants avaient fait auparavant dans les hôpitaux de Lyon. Ce contraste entre les résultats que donne le séjour prolongé dans l'air impur des salles de malades et ceux qu'on obtient par la vie au grand air, sur la plage, se constate dans tous les hôpitaux marins, et ce fait, aujourd'hui bien reconnu, est appelé à amener un jour toute une révolution dans la pratique nosocomiale, ainsi que je l'exposerai plus loin. Il est inutile de dire qu'on joint aux bains de mer et d'air pur toutes les ressources d'une excellente hygiène, c'est-à-dire une nourriture fortifiante, des distractions, des exercices, lorsqu'ils sont compatibles avec l'état des petits malades, et le long sommeil indispensable à des organismes qui se développent et qui sont en voie de réparation.

Section VI

L'œuvre des hôpitaux marins a fait, comme on le voit, un chemin rapide. En laissant de côté les petits établissements dont la destination a été changée, on en compte dix qui ont une importance réelle et qui peuvent donner asile à mille sept cents petits scrofuleux environ. C'est bien peu de chose, cependant, à côté des vingt-deux hôpitaux marins qui garnissent les côtes d'Italie. Les autres nations sont, il est vrai, moins richement pourvues. L'Angleterre en est restée à ses premiers efforts. L'Allemagne n'a que quatre hôpitaux sur la Mer du Nord et deux sur la Baltique. La Hollande en a trois, la Belgique deux, la Russie, l'Autriche et le Danemark un. On en trouve trois sur les côtes d'Amérique.

La rigueur du climat explique le peu d'enthousiasme des pays septentrionaux pour la balnéation maritime, bien que ce soit en Angleterre que ce mode de traitement ait pris naissance ; mais la France est encore plus favorisée que l'Italie sous le rapport de la situation géographique. Ses trois mers offrent, dans le vaste développement de leurs côtes, une variété de sites et de plages qui ne laissent rien à désirer. Le littoral de la Méditerranée, surtout dans la partie qui s'étend de Marseille à Bordighera, est un véritable enchantement. C'est le point du globe qu'il est le plus doux d'habiter, et on y trouve, à chaque pas, des abris pour les malades. Nous sommes donc dans les meilleures conditions pour tirer un grand parti de l'hydrothérapie maritime et pour en faire bénéficier les enfants scrofuleux de notre pays. Il est impossible de savoir d'une manière exacte quel en est le nombre ; mais il est facile de constater qu'il est considérable.

Les statistiques dressées d'après les comptes-rendus du ministère de la guerre sur le recrutement de l'armée française établissent qu'on trouve 1 scrofuleux sur 100 jeunes gens qui se présentent devant les conseils de révision. La plupart des victimes de cette maladie ont succombé ou sont guéries avant le moment de paraître sous les drapeaux, et les statistiques ne portent que sur les infirmes. Lorsque cette sélection n'est pas encore opérée, les cas de scrofule sont bien autrement nombreux. D'après le docteur Phillips, sur 133,721 enfants examinés dans divers districts de l'Angleterre, 33,271, ou près de 25 pour 100, présentaient des marques certaines de cette maladie. Des statistiques semblables, reproduites par le docteur Bergeron dans son rapport de 1866, prouvent qu'elle est encore plus fréquente dans les autres contrées du nord de l'Europe ; mais, sans tenir compte de cette différence, en prenant pour base les chiffres atténués fournis par le recrutement, comme il y a en France 10 millions d'enfants au-dessous de quinze ans, on peut, sans exagération, évaluer à 100,000 le nombre des scrofuleux qu'on y rencontre. C'est, du reste, le chiffre généralement accepté.

La plupart de ces enfants appartiennent à des familles pauvres qui sont dans l'impossibilité de les envoyer à leurs frais sur le bord de la mer ; mais, en admettant qu'il n'y en ait que le quart dans ces conditions, cela fait encore 25,000 petits malades à hospitaliser sur le littoral. Il faudrait pour cela environ cent hôpitaux marins. J'ai calculé ce qu'avaient coûté ceux qui existent déjà. Ils sont revenus, en moyenne, à 3,000 francs par lit. Il est vrai que, dans un certain nombre d'entre eux, on a déployé un luxe inutile. En pareille matière, toute dépense qui n'est pas rigoureusement justifiée est une faute. Le côté décoratif doit être absolument négligé. Il faut s'en tenir au confortable strictement nécessaire et se rappeler que, plus on dépense d'argent en constructions, moins il en reste pour le traitement des malades.

Les petits hôpitaux qu'il s'agit d'élever coûteront assurément moins cher que ceux qu'on bâtit dans les villes ; toutefois, il leur faut exactement les mêmes dépendances, et ce serait, je crois, s'exposer à des mécomptes que d'évaluer la dépense à moins de 2,500 francs par lit. C'est donc une première somme de 62,500,000 francs qu'il s'agit de se procurer pour les frais de premier établissement. Il faut ensuite songer à l'entretien des 25,000 malades. En estimant la journée à 1 fr. 80, ce qui est la moyenne des établissements que j'ai passés en revue, on arrive à une dépense annuelle de 16,425,000 francs.

L'Œuvre des hôpitaux marins ne se décourage pas pour si peu. Elle n'a encore dans ses caisses que 117,400 fr. 18 cent. ; mais elle a foi dans l'avenir, dans la générosité des populations, et j'ajouterai dans leur patriotisme. Il s'agit, en effet, de sauver des enfants, et nous n'en avons plus assez. Le nombre des naissances diminue chaque année dans notre pays ; il dépasse à peine celui des décès et lui sera prochainement inférieur. Notre population demeure stationnaire, tandis que celle des nations rivales s'accroît dans des proportions effrayantes. Nous ne pouvons plus nous passer du concours de l'étranger, et cette invasion, dont le flot monte sans cesse, nous menace à bref délai d'une déchéance complète, irrémédiable. J'ai déjà tant de fois signalé ce péril social qu'il me coûte d'y revenir incidemment ; il faut bien dire pourtant que, puisqu'il ne nous naît plus assez d'enfants pour combler les vides, il faut à tout prix sauver ceux qui nous restent, et puis, ce millier d'hommes de vingt ans qu'on réforme chaque année et qui, pour la plupart, sont incapables de gagner leur vie ; ces aveugles, ces boiteux, ces bossus qu'il faut nourrir leur vie durant, ne sont-ce pas de véritables charges sociales ? Qu'on suppute ce qu'ils coûtent au pays, qu'on calcule ce qu'ils lui auraient rapporté s'ils avaient été valides, et l'on verra s'élever des colonnes de chiffres à côté desquelles les millions réclamés par les hôpitaux marins paraîtront peu de chose. L'augmentation de dépense n'est, du reste, qu'apparente. C'est un simple déplacement. Les petits scrofuleux qu'il s'agit d'envoyer se guérir sur les plages sont traités dans les hôpitaux de l'intérieur ou dans leurs familles et y coûtent plus cher que là-bas. Les établissements que nous voulons créer désencombreront ceux des villes. Ce sera le premier pas fait dans la voie de la décentralisation hospitalière qui s'impose aujourd'hui. Tout le monde reconnaît qu'il ne faut plus construire d'hôpitaux dans l'intérieur des villes. Ceux qui y sont doivent être réservés pour les blessures et pour les affections aiguës. Les maladies chroniques doivent en être éloignées peu à peu et dirigées sur des établissements situés à la campagne. Rien n'est plus naturel, par conséquent, que de commencer par les scrofuleux, puisque ce sont eux qui peuvent en tirer le plus de profit et qu'ils sont tous transportables.

Il me reste à envisager la question sous un autre aspect, et ce n'est pas le moins sérieux. L'Œuvre des hôpitaux marins ne s'adresse pas seulement à la scrofule infantile. Au titre de ses statuts, elle a pour but *la création, sur les côtes de France, d'établissements destinés au traitement des enfants et des adultes scrofuleux ou tuberculeux des deux sexes.* Elle ne peut s'occuper, pour le moment, que de la première partie de cet immense programme ; la seconde est la part de l'avenir ; mais il faut, dès à présent, la faire entrer dans nos calculs et en mesurer les conséquences.

On sait aujourd'hui que la phtisie et la scrofule ne sont que deux expressions différentes d'une seule et même maladie, la *tuberculose*, plus meurtrière à elle seule que toutes les épidémies réunies, puisqu'elle détruit le cinquième de la population du globe et le quart de celle de Paris. On sait aussi qu'elle est causée par un organisme microscopique susceptible de la transmettre. Le plus souvent, ce bacille fait élection de domicile dans les poumons. Ces organes, dans l'immense développement de leurs innombrables cellules, lui offrent un admirable terrain de culture. Humidité constante, température élevée, tissu très délicat, très vasculaire, tout favorise le développement de ses colonies, qui s'étendent de proche en proche et détruisent peu à peu l'organe qu'elles ont envahi.

Les conditions sont moins favorables à ce parasite dans le reste de l'économie. La scrofule ou tuberculose locale est plus rare, marche plus lentement et se montre moins rebelle aux agents de la thérapeutique. Abandonnée à elle-même, elle a ses conséquences que j'ai dites plus haut ; mais avant d'avoir son évolution, elle a partout répandu ses germes. Lorsqu'ils meurent, les scrofuleux ont déjà semé, pendant des années, leurs bacilles dans leur entourage et lorsqu'ils réchappent, ils font souche de tuberculeux, quand ils ne deviennent pas phtisiques eux-mêmes. En guérir un, lorsqu'il en est encore aux accidents du début, c'est donc sauver toute une lignée et chacun connaît la triste fécondité de ces malheureux.

Le traitement marin est donc propre à diminuer le nombre des poitrinaires en attaquant la tuberculose dans une de ses sources ; mais il peut exercer une influence favorable et directe sur les phtisiques eux-mêmes, lorsque leur maladie n'est pas trop avancée. Elle s'arrête parfois dans son cours et il dépend de nous de favoriser ce résultat. Les médecins ont reconnu de tout temps l'influence favorable de l'air marin dans le traitement de cette affection. Ils conseillaient même autrefois les voyages sur mer aux jeunes gens menacés de phtisie. J'ai prouvé, il y a bientôt quarante ans, que la navigation avec ses vicissitudes atmosphériques, ses changements de climat et ses exigences professionnelles, ne pouvait pas leur être profitable ; que les heureux effets de l'air marin étaient contrebalancés par les influences nuisibles qui sont inhérentes au métier de la mer ; mais il reprend toute son efficacité lorsqu'il est dégagé de ces causes perturbatrices et qu'on le respire à l'aise dans une habitation convenable et sur une plage bien choisie.

On a essayé de tous les moyens pour enrayer cette inexorable maladie, on a eu notamment recours, à divers reprises, aux atmosphères artificielles pour agir directement sur l'organe menacé. On a fait respirer des vapeurs d'iode aux phtisiques, à l'époque où ce médicament était dans toute sa vogue. On a mis plus récemment en usage l'acide fluorhydrique. En ce moment un médecin de New-York, le docteur Weigert, expérimente l'air surchauffe. On espère ainsi faire périr les bacilles ; mais on n'y est pas encore parvenu.

La pratique la plus rationnelle et la plus suivie aujourd'hui consiste à faire vivre les malades dans une atmosphère aussi pure que possible. Ce qui leur est le plus nuisible, c'est le séjour dans un air vicié qu'ils ruminent sans cesse. Tous les médecins en sont convaincus maintenant et font reposer leur traitement sur cette donnée. Elle n'était pas encore devenue un acte de foi il y a vingt ans, lorsque le docteur Lombard, de Genève, émit l'avis que pour arrêter les progrès de la phtisie, il fallait envoyer ceux qui en sont atteints dans les montagnes, à une altitude de 1,300 à 1,800 mètres, et cependant son conseil fut suivi. Des stations se formèrent dans l'Engadine, de Saint-Moritz à Amaden, et quelques médecins anglais, allemands et russes poussèrent la conviction jusqu'à y conserver les malades pendant les froids de l'hiver.

Une autre école vient de se fonder qui ne les envoie pas si loin et se borne à les faire vivre en plein air. Dettwiller, de Falkenstein, a fait connaître les règles de ce nouveau traitement au congrès de Wiesbaden, en 1887, et le docteur Nicaise les a reproduites-dans la *Revue de médecine*.

L'établissement de Falkenstein, près de Francfort-sur-le-Mein, est situé à 400 mètres d'altitude, au milieu des hêtres, des châtaigniers et des chênes. En dehors du temps consacré aux promenades et aux repas, les malades vivent sur des chaises-longues convenablement rembourrées et installées sous des galeries ou dans des kiosques ouverts à l'air libre. Ils sont emmaillotés dans des couvertures et dans des châles épais qui les préservent de tout refroidissement, même par les plus basses températures. La nuit, on maintient entr'ouvertes les fenêtres de leur chambre à coucher, pour laisser entrer l'air qui s'échappe ensuite par la cheminée.

Les résultats que le docteur Dettwiller a communiqués au congrès de Wiesbaden sont véritablement invraisemblables. Sur un millier de malades qu'il a traités, il en a guéri près du quart. Il est permis de penser qu'il ne s'était pas montré bien sévère sur l'admission et que tous ses pensionnaires n'étaient pas des phtisiques. Toutefois les bons effets de la *cure permanente à l'air libre* ont été constatés sous un autre climat, à Carabacil (Alpes-Maritimes), par le docteur Nicaise, qui les a fait connaître à l'Académie de médecine. Sa communication a été l'objet d'un rapport lu par M. Dujardin-Beaumetz, à la séance du 25 février de cette année.

Comme cette méthode est en somme assez rationnelle, qu'elle est d'une application facile, et n'a rien de trop pénible, elle se répandra promptement. Un établissement analogue à celui de Falkenstein se fonde déjà dans les Pyrénées-Orientales, au pied du Canigou, sur un point bien abrité, où le climat est d'une douceur telle qu'il y pousse, dit-on, des palmiers, par une altitude de 900 mètres. Il est à peu près terminé, et il sera inauguré au mois d'août.

Si l'on obtient de si bons résultats, en Allemagne et dans les Alpes, en faisant tout simplement vivre les tuberculeux au grand air, que n'est-on pas en droit d'attendre du même traitement, en le faisant suivre sur le bord de la mer, dans une atmosphère d'une pureté idéale, d'une pression maxima, d'une richesse en ozone que nulle autre n'égale, surtout si l'on a soin de choisir un climat dont la douceur permette de l'appliquer en toute saison !

Cette dernière condition est de premier ordre quand il s'agit des phtisiques ; elle a moins d'importance pour les scrofuleux. Pour ceux-là, comme dit Van Meris, la médication maritime est une et souveraine, quels que soient les systèmes et quels que soient les pays. Tous les essais ont réussi, les plus humbles comme les plus coûteux, et, si la scrofule est universelle, nous possédons contre elle un moyen non moins universel dont toutes les applications sont efficaces. Les jeunes scrofuleux guérissent à Margate comme à Scheveningue, comme à Berck, malgré le climat rigoureux de la Manche et de la Mer du Nord. Les hôpitaux marins peuvent donc s'élever sur toutes les plages. Cela ne veut pas dire pourtant qu'il n'y ait pas un choix à faire entre elles.

La France, grâce à son admirable position géographique, réunit les conditions climatologiques des pays du Nord et de ceux du Midi. Ses 3,000 kilomètres de côtes présentent trois zones maritimes complètement distinctes. Celle du nord commence à Dunkerque et finit à la pointe du Finistère. Elle a 1,150 kilomètres de longueur ; son climat se rapproche de celui de l'Angleterre et de la Hollande ; des brumes, de grands vents d'ouest souvent violents, parfois aussi les vents âpres et glacés de la Mer du Nord, une température moyenne de 10°,9, peu de soleil, beaucoup d'humidité, en somme, un climat rigoureux. Ces conditions ne paraissent pas au premier abord très favorables pour de jeunes malades ; cependant, les petits scrofuleux s'en accommodent assez bien. Ils ont surtout besoin d'être tonifiés, et cette eau froide convient à leurs lésions locales, à la condition toutefois que leur poitrine soit solide.

Notre seconde zone maritime est représentée par la côte de l'Océan qui court du nord au sud sur une étendue de 1,025 kilomètres. Là le vent du sud-ouest règne en maître, avec ses qualités de douceur et d'humidité qu'il emprunte au *gulf-stream*. La température moyenne est de 12°,7. le temps est plus beau, moins variable que sur le littoral de la Manche ; mais il n'est pas le même sur tous les points de ce long rivage. Il y a 5 degrés de latitude entre Ouessant, qui rappelle le climat de l'Angleterre, et Bayonne, qui se rapproche de celui du nord de l'Espagne. Les petits malades qu'on envoie à Pen-Bron y sont dans un milieu tout autre que ceux qu'on dirige sur Arcachon ou sur le cap Breton. Cette zone convient particulièrement aux enfants très impressionnables, à congestions faciles, qui redoutent également les vicissitudes atmosphériques de la Manche et les chaleurs du littoral méditerranéen.

Ce dernier n'a que 700 kilomètres de longueur. Il a pour lui son climat splendide et la vue de cette immense nappe bleue sur laquelle le regard se repose avec tant de douceur. Il n'aurait rien à envier aux plages les plus favorisées de l'Italie, si ce n'était son mistral. Il est vrai qu'on peut l'éviter. Il est des points de la côte où on ne le sent pas, et le sanatorium de Giens est dans ce cas. La température moyenne de cette zone privilégiée est de 14°,8 et la saison des bains s'y prolonge plus longtemps que sur les côtes de la Manche et de l'Océan. Ils sont moins toniques, mais plus minéralisés que les autres. Le littoral méditerranéen convient à tous les scrofuleux ; mais il réclame surtout ceux qui sont trop faibles pour supporter ailleurs la médication maritime, et il appelle à lui l'innombrable famille des enfants à poitrine suspecte par leurs antécédents héréditaires, ou par les manifestations qui se sont déjà produites chez eux. Quant aux malades riches, ils peuvent varier leur séjour au gré de la saison, passer l'été sur les plages de la Manche ou de l'Océan et l'hiver sur les bords de la Méditerranée. En résumé, lorsqu'on peut choisir sa résidence, il est bon de le faire, mais ce qu'on ne saurait trop répéter, c'est que les enfants scrofuleux, quel que soit leur état, sont cent fois mieux dans un sanatorium maritime, quelle que soit sa situation, que dans l'atmosphère viciée des grandes villes et dans l'air empesté de leurs hôpitaux.

Quoi qu'il en soit, la place ne nous manque pas pour construire des hôpitaux marins, et nous pouvons choisir leur emplacement suivant les besoins qui viendront à se produire, et en tenant compte de la distance. Les concessions faites par les compagnies de chemins de fer aux œuvres philanthropiques ont diminué l'importance de cette dernière condition ; mais il est naturel que les familles préfèrent garder leurs enfants dans leur voisinage, et les administrations départementales doivent satisfaire ce désir dans la mesure du possible.

Il faut tout faire pour favoriser ce mouvement d'émigration vers les plages, pour décentraliser le traitement des tuberculeux de tout genre. L'œuvre des hôpitaux marins fait pour cela ce qu'elle peut, mais ses ressources sont très limitées. Son rôle se borne à faire de la propagande et à donner l'exemple sur quelques points du littoral. C'est à l'initiative privée de lui venir en aide, c'est aux conseils-généraux surtout qu'il appartient de la seconder, en imitant celui des Pyrénées-Orientales. Tous les départements n'ont pas un pied dans la mer et ne peuvent pas créer un sanatorium comme celui de Banyuls ; mais ils peuvent tous diriger leurs petits scrofuleux sur les établissements déjà créés, et c'est un devoir pour eux, lorsqu'il s'agit des enfants assistés dont ils ont la charge.

La mortalité de ces petits malheureux est effrayante [9]. Il n'en arrive pas un tiers à l'âge de la majorité, tandis que, pour les autres, la proportion est de près des deux tiers. Dans ces formidables hécatombes, la scrofule a sa large part, et les administrations départementales n'ont pas le droit de laisser moissonner ainsi les existences qui leur sont confiées, lorsqu'elles peuvent les sauver au prix d'un petit sacrifice pécuniaire. Si les départements oublient ce devoir, c'est à l'État qu'il appartient de leur imposer l'obligation de le remplir. Les conseils-généraux sont disposés à entrer dans cette voie. L'année dernière, celui de la Gironde a voté, sur l'invitation de M. de Selves, alors préfet du département, un crédit de 3,000 francs destiné à entretenir, au sanatorium d'Arcachon, un certain nombre d'enfants assistés du service départemental, et un autre crédit de 3,000 francs, pour subventionner les communes qui désireraient envoyer des enfants dans cet établissement.

Lorsque le mouvement que nous essayons de provoquer se sera produit, quand nos côtes se couvriront peu à peu d'établissements comme ceux dont je viens de faire l'historique, les familles aisées dont les enfants sont menacés par la tuberculose viendront à leur tour chercher un refuge sur le bord de la mer, près de ces asiles où elles trouveront, avec les moyens de traitement, les conseils des médecins éclairés dont l'expérience s'y sera formée. Des villas s'élèveront peu à peu autour du sanatorium, comme cela s'est déjà fait à Berck. Les établissements d'instruction suivront inévitablement la même route. Déjà le collège Stanislas a une succursale à Cannes. Bientôt les adultes feront comme les enfants, et cet exode, commencé par quelques pauvres scrofuleux, deviendra peut-être le point de départ du mouvement de réaction qu'il faut absolument provoquer, pour combattre la tendance qui porte les populations à déserter les campagnes pour venir s'entasser dans les villes.

Cet avenir, on ne peut que l'entrevoir encore, et c'est peut-être un rêve de mon imagination. En admettant qu'il se réalise, il faudra pour cela de bien longues années ; mais le temps est un élément qui n'a d'importance que pour les individus. La génération à laquelle j'appartiens et qui a déjà semé quelques bonnes idées sur sa route, aura rempli son devoir envers les malheureux enfants que ronge la scrofule, lorsqu'elle aura prouvé qu'on peut la guérir et montré les moyens de le faire, lorsqu'elle aura vulgarisé cette notion et donné l'exemple, en fondant, sur un certain nombre de points du littoral, des hôpitaux marins qui pourront servir de modèles.

Notes

1.	Jules Bergeron. Rapport adressé au directeur de l'Assistance publique le 15 juillet 1866.

2.	R. Russel. De tabe glandulari, seu de usu aquœ marinœ in morbis glandularum. Oxford, 1850.

3.	Giuseppe Barellaï est mort en 1881, à l'âge de soixante-quatorze ans.

4.	Vareggio, Livourne, Voltri, Sestri-Levante, Porto d'Anzio, Rimini, Lido, Nervi, Celle, Bocca d'Arno, Fano, Riccione, Porto-San-Stefano, San-Benedetto del Tronto, Cecina, Barletta, Pesaro, San-Cesaria, Naples, Palerme et Cagliari.

5.	L'histoire de la veuve Duhamel a inspiré, à un auteur anglais, une de ces berceuses que nos voisins nomment nursery-rhyme. Elle a paru en septembre 1870 dans London society. Elle a été traduite en français.

6.	H. Cazin. De l'influence des bains de mer sur la scrofule des enfants. Ouvrage couronné par l'Académie de médecine (Prix Capuron 1883). Paris, 1885.

7.	Le bureau nommé au moment de la fondation se compose de MM. J. Bergeron, président ; J. Rochard et H. Monod, vice-présidens ; Ch. Leroux et Payelle, secrétaires ; Balliman, trésorier. L'assemblée comprend aujourd'hui 170 membres.

8.	Tout ce qui concerne l'historique de l'œuvre, ses statuts, la liste de ses membres, ses ressources et son administration est exposé avec détail dans le n° 1 de son Bulletin. Paris, 1888-89.

9.	Sur 100 enfants qui naissent en France, il en arme 69 à l'âge de la majorité. Parmi les enfants assistés nés de 1857 à 1866, il en est mort 68, 43 pour 100 avant d'avoir atteint cet âge, et 31,57 pour 100 seulement y sont parvenus.

ISBN : 978-1721607228

www.ingramcontent.com/pod-product-compliance
Lightning Source LLC
Chambersburg PA
CBHW070926220526
45468CB00005B/1679

* 9 7 8 1 7 2 1 6 0 7 2 2 8 *